Registre de transmissions de service de soins

Date d'ouverture de ce registre :

Service de soins

Nom de l'établissement ou du service :

Adresse :

Personne supervisant le dossier (nom, prénom et coordonnées) :

Dossier :

Cachet du service :

Equipe Soignante		
Nom	**Prénom**	**Fonction**

NB : en cas de fin d'utilisation, le présent registre doit être retourné au service de soins pour archivage.

Registre de transmissions

		Messages transmis			Réponses		
Date Heure	Nom (rédacteur du message)	Message transmis Destinataire		Commentaires		Nom (personne répondant)	Date Heure

Registre de transmissions

Date Heure	Nom (rédacteur du message)	Message transmis Destinataire	Commentaires	Nom (personne répondant)	Date Heure
	Messages transmis		Réponses		

Registre de transmissions

Date Heure	Nom (rédacteur du message)	Message transmis Destinataire	Commentaires	Nom (personne répondant)	Date Heure
		Messages transmis	**Réponses**		

Registre de transmissions

		Messages transmis		Réponses		
Date Heure	Nom (rédacteur du message)	Message transmis Destinataire		Commentaires	Nom (personne répondant)	Date Heure

Registre de transmissions

		Messages transmis		Réponses		
Date Heure	Nom (rédacteur du message)	Message transmis Destinataire	Commentaires		Nom (personne répondant)	Date Heure

Registre de transmissions

		Messages transmis		Réponses		
Date Heure	Nom (rédacteur du message)	Message transmis Destinataire	Commentaires	Nom (personne répondant)	Date Heure

Registre de transmissions

		Messages transmis		Réponses		
Date Heure	Nom (rédacteur du message)	Message transmis Destinataire		Commentaires	Nom (personne répondant)	Date Heure

Registre de transmissions

		Messages transmis		Réponses		
Date Heure	Nom (rédacteur du message)	Message transmis Destinataire	Commentaires		Nom (personne répondant)	Date Heure

Registre de transmissions

		Messages transmis		Réponses		
Date Heure	Nom (rédacteur du message)	Message transmis Destinataire	Commentaires	Nom (personne répondant)	Date Heure

Registre de transmissions

		Messages transmis		Réponses		
Date Heure	Nom (rédacteur du message)	Message transmis Destinataire		Commentaires	Nom (personne répondant)	Date Heure

Registre de transmissions

		Messages transmis		Réponses		
Date Heure	Nom (rédacteur du message)	Message transmis Destinataire	Commentaires	Nom (personne répondant)	Date Heure

		Registre de transmissions			
		Messages transmis	Réponses		
Date Heure	Nom (rédacteur du message)	Message transmis Destinataire	Commentaires	Nom (personne répondant)	Date Heure

Registre de transmissions

		Messages transmis		Réponses		
Date Heure	Nom (rédacteur du message)	Message transmis Destinataire		Commentaires	Nom (personne répondant)	Date Heure

Registre de transmissions

		Messages transmis		Réponses		
Date Heure	Nom (rédacteur du message)	Message transmis Destinataire	Commentaires		Nom (personne répondant)	Date Heure

Registre de transmissions

		Messages transmis		Réponses		
Date Heure	Nom (rédacteur du message)	Message transmis Destinataire	Commentaires		Nom (personne répondant)	Date Heure

Registre de transmissions

Date Heure	Nom (rédacteur du message)	Message transmis Destinataire	Commentaires	Nom (personne répondant)	Date Heure
		Messages transmis	Réponses		

Registre de transmissions

Date Heure	Nom (rédacteur du message)	Message transmis Destinataire	Commentaires	Nom (personne répondant)	Date Heure

Registre de transmissions

Date Heure	Nom (rédacteur du message)	Message transmis Destinataire	Commentaires	Nom (personne répondant)	Date Heure
Messages transmis			Réponses		

Registre de transmissions

Date Heure	Nom (rédacteur du message)	Message transmis Destinataire	Commentaires	Nom (personne répondant)	Date Heure

Registre de transmissions

		Messages transmis		Réponses		
Date Heure	Nom (rédacteur du message)	Message transmis Destinataire	Commentaires		Nom (personne répondant)	Date Heure

Registre de transmissions

		Messages transmis		Réponses		
Date Heure	Nom (rédacteur du message)	**Message transmis Destinataire**	**Commentaires**	Nom (personne répondant)	Date Heure

Registre de transmissions

		Messages transmis		Réponses		
Date Heure	Nom (rédacteur du message)	Message transmis Destinataire		Commentaires	Nom (personne répondant)	Date Heure

Registre de transmissions

		Messages transmis		Réponses		
Date Heure	Nom (rédacteur du message)	Message transmis Destinataire	Commentaires		Nom (personne répondant)	Date Heure

Registre de transmissions

		Messages transmis				Réponses	
Date Heure	Nom (rédacteur du message)	Message transmis Destinataire		Commentaires		Nom (personne répondant)	Date Heure

Registre de transmissions

		Messages transmis		Réponses		
Date Heure	Nom (rédacteur du message)	**Message transmis Destinataire**	**Commentaires**	Nom (personne répondant)	Date Heure

Registre de transmissions

		Messages transmis		Réponses		
Date Heure	Nom (rédacteur du message)	Message transmis Destinataire		Commentaires	Nom (personne répondant)	Date Heure

Registre de transmissions

Messages transmis			Réponses		
Date Heure	Nom (rédacteur du message)	**Message transmis Destinataire**	**Commentaires**	Nom (personne répondant)	Date Heure

Registre de transmissions

		Messages transmis		Réponses		
Date Heure	Nom (rédacteur du message)	Message transmis Destinataire	Commentaires	Nom (personne répondant)	Date Heure

Registre de transmissions

Date Heure	Nom (rédacteur du message)	Message transmis Destinataire	Commentaires	Nom (personne répondant)	Date Heure

Registre de transmissions

		Messages transmis		Réponses		
Date Heure	Nom (rédacteur du message)	Message transmis Destinataire	Commentaires	Nom (personne répondant)	Date Heure

Registre de transmissions

		Messages transmis	Réponses		
Date Heure	Nom (rédacteur du message)	Message transmis Destinataire	Commentaires	Nom (personne répondant)	Date Heure

Registre de transmissions

Date Heure	Nom (rédacteur du message)	Message transmis Destinataire	Commentaires	Nom (personne répondant)	Date Heure
		Messages transmis		Réponses	

Registre de transmissions

		Messages transmis		Réponses		
Date Heure	Nom (rédacteur du message)	Message transmis Destinataire	Commentaires		Nom (personne répondant)	Date Heure

Registre de transmissions

Date Heure	Nom (rédacteur du message)	Message transmis Destinataire	Commentaires	Nom (personne répondant)	Date Heure

Registre de transmissions

Date Heure	Nom (rédacteur du message)	Message transmis Destinataire	Commentaires	Nom (personne répondant)	Date Heure
		Messages transmis	**Réponses**		

Registre de transmissions

Date Heure	Nom (rédacteur du message)	Message transmis Destinataire	Commentaires	Nom (personne répondant)	Date Heure
		Messages transmis	Réponses		

Registre de transmissions

		Messages transmis		Réponses		
Date Heure	Nom (rédacteur du message)	Message transmis Destinataire	Commentaires	Nom (personne répondant)	Date Heure

Registre de transmissions

Date Heure	Nom (rédacteur du message)	Message transmis Destinataire	Commentaires	Nom (personne répondant)	Date Heure
		Messages transmis	Réponses		

Registre de transmissions

		Messages transmis		Réponses		
Date Heure	Nom (rédacteur du message)	**Message transmis** **Destinataire**	**Commentaires**		Nom (personne répondant)	Date Heure

Registre de transmissions

		Messages transmis		Réponses		
Date Heure	Nom (rédacteur du message)	Message transmis Destinataire	Commentaires		Nom (personne répondant)	Date Heure

Registre de transmissions

		Messages transmis		Réponses		
Date Heure	Nom (rédacteur du message)	Message transmis Destinataire		Commentaires	Nom (personne répondant)	Date Heure

Registre de transmissions

		Messages transmis		Réponses		
Date Heure	Nom (rédacteur du message)	Message transmis Destinataire		Commentaires	Nom (personne répondant)	Date Heure

Registre de transmissions

Date Heure	Nom (rédacteur du message)	Message transmis Destinataire	Commentaires	Nom (personne répondant)	Date Heure
		Messages transmis	Réponses		

Registre de transmissions

		Messages transmis			Réponses		
Date Heure	Nom (rédacteur du message)	**Message transmis Destinataire**		**Commentaires**		Nom (personne répondant)	Date Heure

Registre de transmissions

Date Heure	Nom (rédacteur du message)	Message transmis Destinataire	Commentaires	Nom (personne répondant)	Date Heure
		Messages transmis	Réponses		

Registre de transmissions

		Messages transmis		Réponses		
Date Heure	Nom (rédacteur du message)	Message transmis Destinataire	Commentaires	Nom (personne répondant)	Date Heure

Registre de transmissions

Date Heure	Nom (rédacteur du message)	Message transmis Destinataire	Commentaires	Nom (personne répondant)	Date Heure
		Messages transmis	Réponses		

Registre de transmissions

Date Heure	Nom (rédacteur du message)	Message transmis Destinataire	Commentaires	Nom (personne répondant)	Date Heure
		Messages transmis	Réponses		

Registre de transmissions

		Messages transmis		Réponses		
Date Heure	Nom (rédacteur du message)	Message transmis Destinataire	Commentaires		Nom (personne répondant)	Date Heure

Registre de transmissions

Date Heure	Nom (rédacteur du message)	Message transmis Destinataire	Commentaires	Nom (personne répondant)	Date Heure
		Messages transmis	Réponses		

Registre de transmissions

		Messages transmis		Réponses		
Date Heure	Nom (rédacteur du message)	Message transmis Destinataire	Commentaires		Nom (personne répondant)	Date Heure

Registre de transmissions

		Messages transmis		Réponses		
Date Heure	Nom (rédacteur du message)	Message transmis Destinataire		Commentaires	Nom (personne répondant)	Date Heure

Registre de transmissions

		Messages transmis		Réponses		
Date Heure	Nom (rédacteur du message)	**Message transmis Destinataire**	**Commentaires**	Nom (personne répondant)	Date Heure

Registre de transmissions

		Messages transmis		Réponses		
Date Heure	Nom (rédacteur du message)	Message transmis Destinataire	Commentaires	Nom (personne répondant)	Date Heure

Registre de transmissions

		Messages transmis		Réponses		
Date Heure	Nom (rédacteur du message)	Message transmis Destinataire	Commentaires	Nom (personne répondant)	Date Heure

Registre de transmissions

		Messages transmis		Réponses		
Date Heure	Nom (rédacteur du message)	Message transmis Destinataire	Commentaires		Nom (personne répondant)	Date Heure

Registre de transmissions

		Messages transmis		Réponses		
Date Heure	Nom (rédacteur du message)	**Message transmis Destinataire**		**Commentaires**	Nom (personne répondant)	Date Heure

Registre de transmissions

Date Heure	Nom (rédacteur du message)	Message transmis Destinataire	Commentaires	Nom (personne répondant)	Date Heure
Messages transmis			Réponses		

Registre de transmissions

		Messages transmis		Réponses		
Date Heure	Nom (rédacteur du message)	Message transmis Destinataire	Commentaires		Nom (personne répondant)	Date Heure

Registre de transmissions

		Messages transmis		Réponses		
Date Heure	Nom (rédacteur du message)	Message transmis Destinataire	Commentaires		Nom (personne répondant)	Date Heure

Registre de transmissions

Messages transmis			Réponses		
Date Heure	Nom (rédacteur du message)	Message transmis Destinataire	Commentaires	Nom (personne répondant)	Date Heure

Registre de transmissions

		Messages transmis		Réponses	
Date Heure	Nom (rédacteur du message)	**Message transmis Destinataire**	**Commentaires**	Nom (personne répondant)	Date Heure

www.ingramcontent.com/pod-product-compliance
Lightning Source LLC
Chambersburg PA
CBHW080604180526
45168CB00007B/2777